BEI GRIN MACHT SICH IHR WISSEN BEZAHLT

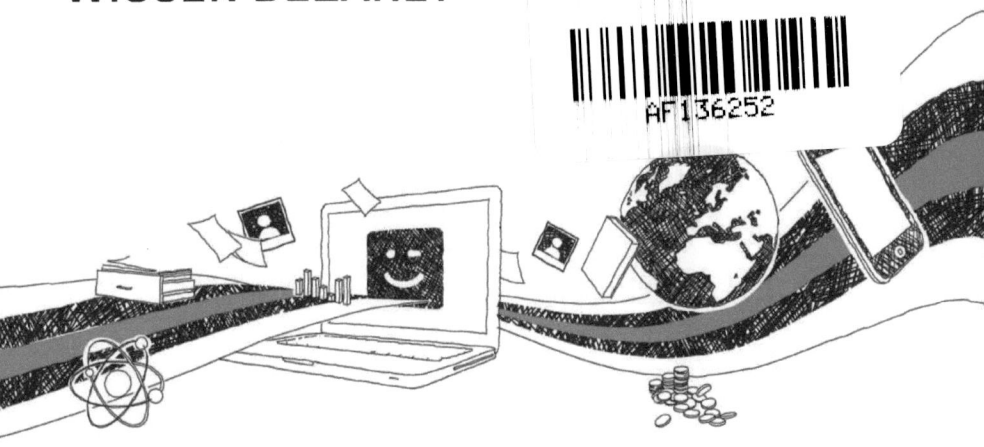

- Wir veröffentlichen Ihre Hausarbeit, Bachelor- und Masterarbeit

- Ihr eigenes eBook und Buch - weltweit in allen wichtigen Shops

- Verdienen Sie an jedem Verkauf

Jetzt bei www.GRIN.com hochladen und kostenlos publizieren

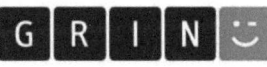

Crosstraining zur Entwicklung der Schnellkraft und Schnelligkeit eines Triathleten

Kristof Peter Pesl

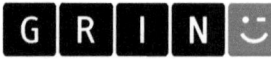

Bibliografische Information der Deutschen Nationalbibliothek:

Die Deutsche Nationalbibliothek verzeichnet diese Publikation in der Deutschen Nationalbibliografie; detaillierte bibliografische Daten sind im Internet über http://dnb.d-nb.de abrufbar.

ISBN: 9783346616036
Dieses Buch ist auch als E-Book erhältlich.

© GRIN Publishing GmbH
Nymphenburger Straße 86
80636 München

Druck und Bindung: Books on Demand GmbH, Norderstedt Germany
Gedruckt auf säurefreiem Papier aus verantwortungsvollen Quellen

Das vorliegende Werk wurde sorgfältig erarbeitet. Dennoch übernehmen Autoren und Verlag für die Richtigkeit von Angaben, Hinweisen, Links und Ratschlägen sowie eventuelle Druckfehler keine Haftung.

Das Buch bei GRIN: https://www.grin.com/document/1182615

TRIAGON Akademie

School of Management

Sommersemester 2021

Studienarbeit

Kurs: Strength and Conditioning

Crosstraining zur Entwicklung der Schnellkraft und Schnelligkeit eines Triathleten

vorgelegt von

Kristof Pesl, B.A.

1. Semester

Tag der Einreichung: 25.07.2021

Inhaltsverzeichnis

Tabellenverzeichnis

1 Zusammenfassung

Diese Arbeit im Rahmen des Studiums der Sportwissenschaften behandelt die Planung, Durchführung und Analyse eines Trainingsprojektes. Ziel dieses Projektes war es die Schnellkraft und Schnelligkeit eines Triathleten zu verbessern. Das Projekt wurde in den Monaten Jänner und Februar über einen Zeitraum von sieben Wochen durchgeführt. Aktiv trainiert wurde sechs Wochen lang, in der ersten Woche widmeten sich Trainer und Sportler der Gestaltung des Trainings.

Im Triathlontraining wird überwiegend die Ausdauer trainiert. Diese sportmotorische Fähigkeit wird durch die Sportarten Schwimmen, Radfahren und Laufen ausgebildet. Trainer und Sport gingem in diesem Trainingsprojekt neue Wege. Die zu kurz kommenden Fähigkeiten der Schnellkraft und Schnelligkeit sollten durch ein Crosstraining verbessert werden.

Trainingsmethode dieses Projektes war ein Intervalltraining in Kombi mit Plyometrischem Krafttraining. Das Trainingstool Springseil spielte in diesem Projekt eine zentrale Rolle, da sich damit nicht nur Schnellkraft und Schnelligkeit, sondern auch die im Triathlon so wichtige Ausdauer trainieren lassen.
Gemessen wurden die Fortschritte anhand eines Sprung- und eines Sprinttest. Um die Fortschritte auch im Feld zu testen, wurde darüber hinaus auch der erste Saisonwettkampf, ein Laufbewerb über 7,7km, als Gradmesser herangezogen.

Der Sportler konnte seine Leistungen vor allem beim Laufen stark steigern und erreichte beim ersten Wettkampf dieser Saison den dritten Platz in der Gesamtwertung und den Sieg in der Klasse Männlich 30.

Da das Trainingsprojekt für den Sportler als erfolgreich zu bewerten ist, betreibt das Crosstraining mit dem Sprungseil und Plyometrischen Krafttraining über die Interventionsphase hinaus, zusätzlich zum herkömmlichen Triathlontraining oder als Alternative bei Schlechtwetter bzw. auf Reisen.

Für Trainer und Sportler war dieses Projekt eine Pionierleistung, die mit einem nicht zu unterschätzendem Risiko verbunden war. In der gängigen sportwissenschaftlichem Literatur und in der Populärliteratur über Training im Triathlon wird wenig bis gar nicht auf Schnellkraft, Schnelligkeit und Crosstraining im Triathlon eingegangen. Im Kollegenkreis wurde das Projekt auch eher skeptisch aufgefasst. Der Trainer zeigte Fachwissen, Eigenverantwortung und Mut zum Risiko gepaart mit Empathie, klarer Kommunikation und Commitment. Diese Fähigkeiten, waren für den Erfolg des noch jungen Trainers bei der Betreuung des Sportlers bei ihrem gemeinsamen Projekt erforderlich.

2 Rahmenbedingungen des Trainingsprojekts

Es werden nun der Teilnehmer des Trainingsprojekts, also der Sportler, die Sportart und die zu Entwickelnde Fähigkeit mitsamt der Zielsetzung vorgestellt. Dazu ein theoretischer Abriss der zu entwickelnden Fähigkeiten.

Der Teilnehmer dieses Trainingsprojekts, in weiterer Folge der Sportler genannt, ist 32 Jahre alt, Verwaltungsangestellter (Bürojob sitzend, mit gelegentlichen Geschäftsreisen) und macht seit 15 Jahren Leistungssport.
Der Sportler nimmt regelmäßig an Lauf-, Rad- und Triathlonwettbewerben teil. Neben den im Triathlon zu absolvierenden Sportartarten Schwimmen, Radeln und Laufen geht er ein- bis zweimal pro Woche ins Krafttraining bzw. Yoga.

2.1 Ziel

Der Sportler möchte sich in den Bereichen Schnellkraft und Schnelligkeit verbessern. Er hat eine hohe Ausdauerleistung, die für Mitteldistanztriathlons und Marathons benötigt wird. Jedoch sieht der Sportler Defizite in der Agilität und Schnelligkeit. Zwei Fähigkeiten die auf kürzeren Distanzen benötigt werden.

Was erhoffen sich Trainer und Sportler? Durch ein spezielles Trainingsprogramm wird versucht die Schnellkraft und die Schnelligkeit des Sportlers zu verbessern. Durch diese Verbesserung sollen die Zeiten bei Lauf- und Triathlonbewerben sinken und die Platzierungen im Klassement besser werden. Trainer und Sportler sehen in der Fokussierung auf diese beiden Fähigkeiten ein enormes Potential. Im Triathlon wird viel Ausdauer trainiert, was seine Berechtigung hat. Jedoch denken Trainer und Sportler, dass sich dieses Trainingsprojekt als der Schlüssel für persönliche Bestleistungen entpuppen wird.

Kein Athlet ist gleich. Sie sind alle verschieden und daher sollten sie nur nach Trainingsprogrammen trainieren, welche auf ihre Bedürfnisse und Individualität zugeschnitten sind die erstrebten Adaptionen am wahrscheinlichsten erfüllen (Zatsiorsky & Kraemer 2009).

2.2 Triathlon

Triathlon ist eine Kombinationssportart, bestehend aus den Einzelsportarten Schwimmen, Rad fahren und Laufen. Dabei wird der Wettkampf in einem durchgezogen. Der Triathlon unterscheidet sich vor allem durch seine Länge. So können Sprint- und Kurzdistanz und Mittel- bzw. die Langdistanz im Besonderen, als Sportart in der Sportart bezeichnet werden. Die beiden „Hauptdistanzen", wenn der Autor, diese so bezeichnen darf, sind die Kurzdistanz (synonym auch Olympische Distanz - nicht ganz korrekt, bei der OD ist Windschattenfahren erlaubt) und die Langdistanz, der bekannte Ironman. Ironman ist eine geschützte Bezeichnung. Nicht jeder Langdistanztriathlon ist ein Ironman, aber jeder Ironman ist eine Langdistanz (Body Attack GmbH&Co KG, 2012).

In weiterer Folge werden die Begriffe Kurzdistanz Olympische Distanz synonym verwendet. Dasselbe gilt für die Bezeichnungen Langdistanz und Ironman.

Die besten der Welt schaffen eine Kurzdistanz in oder knapp unter zwei Stunden, eine Langdistanz hat eine Siegerzeit bei rund acht Stunden (Neumann et al. 2004).

2.3 Leistungsstrukturvergleich Kurz- und Langdistanztriathlon

Disziplin	Olympische Distanz	Ironman
Swim	• Sehr schnelle Startleistung • hohes Durchsetzungsvermögen • *vorentscheidende Teildisziplin im Wettkampf*	• Ökonomischer und gleichmäßiger Rennverlauf
Rad	• Windschattenfahren, • Mannschaftsfahren, • Tempowechsel, • Positionskämpfe • Rundenfahren • kurvenreiche Strecken	• kein Windschatten • gleichmäßige Fahrgeschwindigkeiten • langes Einzelzeitfahren • geringe fahrtechnische Anforderungen • *vorentscheidende Teildisziplin im Wettkampf*
Lauf	• Tempowechsel • Tempoorientierter Rennverlauf • Schrittfrequenzwechsel • Startgeschwindigkeit <3:00min	• Gleichmäßiger Rennverlauf mit Geschwindigkeitsabfall • Laufgeschwindigkeit 4:40
Wechsel	Hohe Bedeutung für die Renngestaltung der Teildisziplinen, automatisierter Handlungsablauf	Geringe Bedeutung unter zeitlichem Aspekt, Bedeutung aus renntaktischer Sicht

Tabelle1: Leistungsvergleich Triathlon (Neumann et al. 2004 S. 41).

Der Sportler dieser Studie bewegt sich in den Disziplinen Sprint, Olympische Distanz und ein bis zweimal im Jahr auf der Mitteldistanz.

2.4 Kraft

Kraft ist physikalisch betrachtet, Masse mal Beschleunigung. Die Kraft im Sport wird definiert als eine konditionelle Fähigkeit des Menschen, welche es ermöglicht durch Muskelaktivität Widerstände zu überwinden, ihnen entgegenzuwirken oder sie zu halten. In der Sportwissenschaft wird die Kraft in verschiedene Arten unterteilt. Die Maximalkraft, die Kraftausdauer, die Reaktivkraft und die Schnellkraft (Hottenrott, Neumann 2013).

Im Rahmen dieses Trainingsprojektes soll die Entwicklung der Schnellkraft des Sportlers im Vordergrund stehen.

2.5 Schnellkraft

Was wird unter der Schnellkraft verstanden? Die Schnellkraft entscheidet wie hoch der Athlet springt, der Boxer schlägt oder der Volleyballer blockt.

Schnellkraft ist die neuro-tendo-muskuläre Fähigkeit, einen möglichst großen Kraftimpuls in der zur Verfügung stehenden Zeit zu generieren. Die optimale Gestaltung des Beschleunigungswegs bei einer azyklischen Bewegung gegen mittlere bis hohe Widerstände. Ziel ist das Erreichen einer höchstmöglichen Endgeschwindigkeit. Die Schnellkraft wird durch den Schnellkraftindex (F_{max}/t_{max}) gemessen. Der Schnellkraftindex zeigt nicht zwingend einen maximalen Kraftimpuls auf. Die Schnellkraftfähigkeit unterscheidet sich nach Sportart und wird u.a. bestimmt von der Start- und der Explosivkraft (Hottenrott, Neumann 2013).

Schnellkraft, welche auch als Plyometrie oder im Englischen als Power bezeichnet wird, lässt sich in folgender Formel ausdrücken:

(P= Power, A= Arbeit, Z= Zeit) P=A/Z ➔Power ist Arbeit durch Zeit
(K= Kraft, D=Distanz) A=KxD ➔Arbeit ist Kraft mal Distanz

Der Dehnungs-Verkürzungs-Zyklus (DVZ) spielt wie bei der Reaktivkraft eine entscheidende Rolle. Der Muskel wird aktiv exzentrisch gedehnt, unmittelbar gefolgt von einer Verkürzung, sprich konzentrischen Konzentration. Antatomisch sind Muskelspindeln und der Golgi-Sehnen-Aparat wichtige Akteure im DVZ.

Wie beim gemeinen Krafttraining ist das Ziel beim plyometrischen Krafttraining das Gleiche. Es sollen größere physische Schnellkraft zu entwickeln. Es mögen viele Athleten im Kraftraum versuchen mit Hanteln ihre Schnellkraft zu verbessern; jedoch gibt es weit effektivere Trainingsmethoden um diese Art der Kraft zu trainieren (McNeely, Sandler 2009).

2.6 Schnelligkeit

Die Schnelligkeit wird definiert als koordinativ konditionelle Fähigkeit, welche es ermöglicht auf einen Reiz schnellstmöglich zu reagieren bzw. zu agieren, sprich Bewegungen mit und ohne Widerstand in höchster Geschwindigkeit oder kürzester Zeit auszuführen (Hottenrott, Neumann 2013).

Welche Faktoren haben Einfluss auf die Schnelligkeit eines Athleten? Es gibt Anlage- und entwicklungsbedingte Einflussfaktoren wie die körperliche Fitness, das Alter und Geschlecht. Motorisch-sensorische Einflussfaktoren wie die Bewegungstechnik, die motorischen Fähigkeiten, Koordination. Psychische Einflussfaktoren wie Konzentration, Aufmerksamkeit, Motivation, Wille. Neuro-physiologische Einflussfaktoren kommen dazu, wie der Stoffwechsel sowie anatomisch/biomechanische Einflussfaktoren wie Muskelkraft, Muskelquerschnitt etc. (Geese, Hellebrecht 2016).

Das Schnelligkeitstraining hat als Ziel, einzelne Bewegungen mit einer höheren Bewegungsgeschwindigkeit ausführen zu können, bei zyklischen Bewegungen eine bessere Beschleunigung und Maximalgeschwindigkeit zu erreichen oder auf Signale schneller reagieren zu können. Das Schnelligkeitstraining ist somit auch belastungsmethodisch durch eine hohe bis maximale Intensität (Beschleunigung, Geschwindigkeit, Frequenz) charakterisiert. Für die Schnelligkeit ist auch die Schnellkraftfähigkeit entscheidend (Schnabel 2011). Auf diese Art sind die beiden in diesem Trainingsprojekt zu entwickelnden Fähigkeiten miteinander verbunden und können gemeinsam ausgebildet werden.

3 Diagnostik

Zur Testung der Schnellkraft und der Schnelligkeit werden zwei Tests durchgeführt. Die Tests sind aus drei Gründen ausgewählt: Erstens, sie sind einfach und jederzeit durchführbar. Der zweite Grund ist, dass die Tests Aussage über die Schnelligkeit und über die Schnellkraft geben. Drittens ist der Trainer noch Jungunternehmer und hat noch nicht das große Budget für eine kostenintensive Leistungsdiagnostik

3.1 Sprungtestbatterie

Die Sprungtestbatterie besteht aus drei unterschiedlichen Sprüngen, die miteinander verglichen werden. Grundsätzlich wird die Sprungkraft über eine Kontaktmatte getestet. Wie bereits erwähnt, ist das Budget in diesem Trainingsprojekt begrenzt und die Sprungkraft wird ohne Kontaktmatte durchgeführt. Dies stellt nur eine geringe Limitierung dar. Um den Test ausführen zu können, brauchen Trainer und Sportler neben einer Plyobox eine hohe Wand, ein Maßband und mehrere Post-Its. Der Test kann sowohl im Fitnesscenter als auch zu Hause durchgeführt werden.

Vor dem Sprungtest stellt stellt sich der Sportler seitlich mit ausgestrecktem Arm an eine Wand und klebt ein Post-It so hoch wie möglich an diese.

SpT1 – Vertikaler Sprung mit Ausholbewegung – Countermovement Jump

Das Ziel dieses Test ist die Beurteilung der vertikalen Sprungleistung in einem Dehnungs-Verkürzungs-Zyklus.

Der Sportler steht in Normalhaltung neben der Wand. Nach einer Ausholbewegung nach unten macht der Sportler einen Sprung mit maximaler Intensität in vertikaler Richtung aus und klebt einen zweiten Zettel an die Wand. Die Landung erfolgt am Absprungort in der Körperhaltung, mit der der Sportler hochgesprungen ist. Gemessen wird die Differenz zwischen der beiden Oberkanten der Post-Its.

SpT2 – Vertikaler Sprung ohne Ausholbewegung – Squat Jump

Das Ziel dieses Tests ist die Beurteilung der elastisch-reaktiven Eigenschaften der Sprungmuskulatur.

Der Sportler nimmt als statische Anfangsposition einen Knie- und Hüftwinkel von 90-100 Grad ein. Diese statische Position wird circa drei Sekunden gehalten und der

Sportler macht einen Sprung mit maximaler Intensität in vertikaler Richtung aus und klebt einen zweiten Zettel an die Wand. Die Landung erfolgt am Absprungort in Normalhaltung. Gemessen wird die Differenz zwischen der beiden Oberkanten der Post-Ist und zusätzlich die relative Differenzhöhe von SpT1 und SpT2 in Prozent.

SpT3 – Reaktiver Tiefsprung – Reactive Drop Jump

Das Ziel dieses Tests ist die Beurteilung der reaktiven Sprungfähigkeit.

Der Sportler führt von einer Box (oder andere Erhöhung) einen Tiefsprung aus - je nach Leistungsniveau ist die Box 40-60cm hoch. Der Sportler springt mit minimaler Kontaktdauer und maximaler Intensität wieder in die Höhe und klebt wieder einen Klebezettel an die Wand. Die Land erfolgt in Normalhaltung. Gemessen wird die Differenz zwischen der beiden Oberkanten der Post-Its.

3.2 30m Sprint

Der Test ist dem 40 Yard Dash (36,5 Meter) aus dem American Football angelehnt (Ivey, Stoner 2012). Durchgeführt wird der Test im Fitnesscenter auf einem Speedtrack Kunstrasen im Functional Fitness Bereich.
Testziel ist die Beurteilung der Beschleunigungsfähigkeit des Sportlers beim Laufen.

Der Sportler steht am Anfang des Speedtracks und nach einem akustischen Startkommando läuft er los. Die 30m Stecke soll mit maximaler Geschwindigkeit durchlaufen werden. Gemessen wird die Sprintzeit der 30m langen Strecke.

4 Trainingsprogramm

Zeitraum der Intervention sind die Monate Jänner und Februar, über einen Zeitraum von sieben Wochen – dabei wird sechs Wochen aktiv trainiert. Alle Trainingseinheiten des Sportlers, außer das Laufen, finden in diesen Monaten Indoor statt. Zu Beginn des Jahres nimmt der Sportler an keinen Wettkämpfen teil, sodass er sich auf das Alternativtraining konzentrieren kann.

Trainer und Sportler haben sich zusammengesetzt und ein individuelles Trainingsprogramm erarbeitet. Das Schnellkrafttraining ist ein sehr intensives Training und der Trainer muss beachten, den Sportler nicht ins Übertraining zu schicken. Volumen, Intensität und Frequenz müssen dann den individuellen Athleten angepasst werden. Dasselbe gilt für das Schnelligkeitstraining. Dass jedoch die Schnelligkeit und die Schnellkraft nicht über das Ganze Jahr trainiert werden sollten, halten Trainer und Sportler für veraltet. Ein Powertraining trägt vielmehr dazu bei die Effizienz eines Zugs, eines Pedaltritts und jeden Schrittes zu verbessern und den Energieverlust zu minimieren (Radcliff et al. 2014).

Der Sportler ist kein Profi, sondern Leistungssportler im Amateurbereich. Wichtig ist, dass sich das Training, erstens in den Alltag integrieren lässt und zweitens die Anforderungen der Sportart Triathlon beachtet werden. Triathlon selbst besteht schon aus drei Sportarten, die eigens trainiert werden und, je nach Streckenlänge, eine hohe Ausdauerleistung verlangen.

Trainer und Athlet werden zur Entwicklung der Schnellkraft und der Schnelligkeit speziell das Trainingstool Sprungseil benutzen. Das Sprungseil wird auch beim Home Workout verwendet. Neben dem Sprungseil wird im Fitnessstudio zusätzlich mit Plyoboxen, Medizinbällen und einem Minitrampolin trainiert. Dazu noch Übungen mit dem eigenen Körpergewicht.

4.1 Seilspringen

Das Seilspringen bringt viele Vorteil mit sich. Seilspringer verbessern ihr Gleichgewichtsgefühl, ihre Koordination, ihr Rhytmusgefühl, ihre Schnelligkeit, ihre Beweglichkeit, ihr Stehvermögen sowie ihre anaerobe und aerobe Kapazität und vieles mehr (Lee 2018).

Das Sprungseil ist während des Workouts gewissermaßen der Trainer des Sportlers. Viele Athleten lehnen das Sprungseil ab, da sie die Technik nicht beherrschen. Das spricht wiederum für das Seilspringen, da dabei die Technik/Körperbeherrschung erlernt wird. Das Sprungseil ermöglicht vielen Athleten effektiv alleine zu trainieren.

Das Seil kann überall mitgenomen werden, braucht beim Workout wenig Platz und auch der Kalorienverbrauch ist hoch sehr hoch. Der These, Seilspringen, sei nicht sportartspezifisch genug, ist zu widerlegen. Das Seilspringen eignet sich zum Crosstraining und dass der Athlet aus seinem Trainingstrott herauskommt. Auch die Wirbelsäule und die Coremuskulatur profitieren durch die aufrechte Körperhaltung. Der Seilspringer muss trotz Belastung eine gestreckte Wirbelsäule beibehalten und der Bauch spannt sich automatisch an.

Selbst die Lauftechnik kommt in den Genuss einer Verbesserung. Während die meisten Läufer über die Ferse aufkommen, ist der Seilspringer gezwungen auf dem Vorderfuß zu landen. So werden auch die Wadenmuskulatur und spezielle Bereiche des Qaudrizeps und der ischiocruareln Muskulatur trainiert (Cook 2010).

Das passende Seil zu finden ist fast eine Wissenschaft für sich. Es gibt normale Sprungseile, die rund ¼ Pfund (LB) wiegen. Bis zu ganz leichten Speedropes mit rund 3 Unzen (Oz). Bis zu 5 Pfund kann eine Weighted Rope wiegen. In diesem Trainingsprojekt wird mit je einem ¼, ½, 1 und 2 Pfund Seil gearbeitet, je nach Trainingsziel (Crossrope, 2021). In diesem Trainingsprojekt wurden nur Seile der Marke Crossrope verwendet.

4.2 Intervalltraining

Zur Verbesserung der Schnelligkeit und der Schnellkraft soll in diesem Projekt auf ein Intervalltraining nach der Dauer gesetzt werden. Beim Intervalltraining wechseln sich Belastung und Erholung miteinander ab. Intervalltraining trainiert nicht nur die allgemeine Ausdauer effektiv. Es werden auch Sprint- und Schnelligkeitsausdauer verbessert. Ein Schlüsselfaktor beim Intervalltraining ist die Pause. In den Trainingswissenschaften wird von der lohnenden Pause gesprochen. Der Athlet erholt sich von der Belastung nicht vollständig. Die Gestaltung des Intervalltrainings ist vielfältig. Es können Streckenlänge, Dauer, Wiederholungszahl, Intensität und Pausenlänge variiert werden.

Es wird zwischen der extensiven und der intensiven Intervallmethode unterscheiden. Die extensive Intervallmethode ist von geringerer Intensität, dafür ist der Umfang größer. Ziel der extensiven Intervallmethode ist eine Vergrößerung des Herzmuskels und der aeroben Kapazität.

Die intensive Intervallmethode ist von höherer Intensität, dafür ist der Umfang geringer. Der Fokus liegt hier auf der Entwicklung der aneroben Kapazität und somit, je nach Belastungsdauer, auf der Vebesserung der Schnelligkeit (Geese, Hillebrecht 2016).

4.3 Tabata

Tabata ist eine Form des Intervalltrainings, genauer, dem hochintensiven Intervalltraining, kurz HIIT. Tabata besteht aus acht Übungen und Intervallen von 20 Sekunden und einer Pause von 10 Sekunden (Herdener 2021).
Studien zeigten, dass sechs- bis zwölfwöchiges Tabatatraining, die VO2 max bis zu 15% steigern kann (Tabata 2019).

4.4 AMRAP

Amrap bedeutet „as many reps as possible" - eine Übung in einem bestimmten Zeitfenster so oft wie möglich wiederholen. Der Athlet hat zum Beispiel eine Minute Zeit und soll so viele Kniebeugen wie möglich machen. Hat er z.B. 20 geschafft, versucht er die nächste Minute mehr zu schaffen (Khalipa 2019). Die Pausenzeit wird jedoch kürzer je mehr Wiederholungen der Athlet schafft und somit das Workout anstrengender.

4.5 Ablauf der Trainingseinheiten

Die Workouts wurden an zwei verschiedenen Orten durchgeführt. Die Trainings mit dem Sprungseil wurden als Homeworkout durchgeführt. Die restlichen Trainingseinheiten fanden im Fitnesstudio statt. Die Workouts fanden montags, mittwochs, donnerstags und samstags statt. Die Wochenpläne waren alternierend. In Woche sechs wurde das Montagworkout modifiziert. Das plyometrische Krafttraining beschränkte sich in keiner Weise nur auf den Unterkörper. Auch der Oberkörper des Sportlers wird durch plyometrisches Krafttraining trainiert. Es mag sein, dass vor allem Athleten aus den Kampf- und Schlagsportarten eine hohe Schnellkraft brauchen. Für die Vorwärtsbewegung im Schwimmen muss ein auch Triathlet in der Lage sein hohe Kraftwerte zu generieren (Hansen, Kennely 2018). Weiters strebt das Trainingsprogramm eine Symmetrie beim Krafttraining an, sodass keine Körperregion übermäßig trainiert wird, dafür eine andere gar nicht.

Eine Beschreibung der einzelnen plyometrischen Übungen befinden unter dem Plan. Die Übungen haben oft ihre Englischen Namen, da dieser meist bekannter ist.

	Woche 1, 3, 5
	Workouts
Mo	**Seilspringen HIIT+ Tabata Finisher 45min**
	35x 40sec Belastung 20sec Pause
	5min Warm UP Standlaufen
	10x ¼ LB , 10x ½ LB 10x ¼ LB, 5x 1 LB
	Tabata 2 LB
Mi	**Plyometrisches Krafttraining Unterkörper 60min**
	Warm - Up
	5-10min Stairmaster
	Amrap oder 8x-12 Whd
	Pogo Jumps
	Squat Jumps
	Hocksprung mit Anfersen
	Hocksprung mit Knie-Touch
	Jumping Jacks
	Standweitsprung
	Drop Jumps
	Sprungschritt
	Fast Skip
	Power Skip
Do	**Seilspringen Like a Boxer 54 min**
	5min Warm Up Standlaufen
	3x 12min Belastung 1min Pause mit ¼ LB und ½ LB alternierend

	Plyometrisches Krafttraining Ganzkörper UK-OK 60min
	Warm - Up
	5-10min Rudergerät
	Amrap oder 8x-12 Whd
	Boxsprung
	Dropjump mit reaktivem Hochsprung
	Boxsprung mit Skippings
Sa	Dropjump mit Agility Ladder
	Überkopfwurf
	Überkopfwurf knieend
	Überkopfwurf mit Crunch
	Brustpass mit Medizinball
	Blitzschneller Brustpass
	Medizinballwurf in die Höhe
	Sandsackstoßen

Tabelle 2: Trainingsplan Woche 1,3,5

	Woche 2,4,6
	Workouts
	Seilspringen Tabata Zyklus 28min
	5min Warm Up Standlaufen
	8x Tabata
	1R ½ LB, 2R ½ LB, 3R ¼ LB, 4R ¼ LB,
	5R *1 LB*, 6R *1 LB*, 67R *2 LB*, 8R *2 LB*,
Mo	
	Seilspringen HIIT Woche 6 Modifikation 45min
	5min Warm Up Standlaufen
	4 Runden ¼ LB, ½ LB, 1 LB, 2 LB
	1 Runde = 12x 30 Sekunden Belastungen 30 sec Pause
	1min Pause zwischen den Runden

Mi	**Plyometrisches Krafttraining mit anschließendem Beintraining**
	5-10min Ergometer
	Amrap oder 8x-12 Whd
	Squat Jumps
	Standweitsprung
	Box Jump
	Drop Jump mit exzentrischer Hocke
	Box Jump rauf und zurück
	Beinpresse
	Hackenschmitt
	Beinstrecker
	Beinbeuger liegend
	Beinpresse Waden
Do	**Fartlek 60 min Wahl des Seils beliebig**
	5min Warm Up
	5Runden
	1min Belastung 30sec Pause
	2min Belastung 30sec Pause
	3min Belastung min Pause
	2min Belastung 30sec Pause
	+
	Finischer 1min Vollgas
Sa	**Plyometrisches Krafttraining Ganzkörper OK-UK 60min**
	5-10min Rudergerät
	Amrap oder 8x-12 Whd
	Reaktiver Liegestütz an der Wand
	Explosiver Liegestütz vom Boden (knieend)
	Kettlebellswing
	Brustpass
	Überkopfwurf
	Squat Jump
	Countermovement Jump
	Squat Jump + Brustpass
	Squat Jump + Überkopf
	Sprungschritt
	Sprungschritt mit gestrecktem Bein
	Sprungschritt Sprintposition

Tabelle 3: Trainingsplan Woche 2,4,6

4.6 Beschreibung der plyometrischen Übungen

Boxsprung – Box Jump

Squatjump auf eine Box.

Boxsprung mit Skippings

Füße beieinander. Über eine Linie nach vorne springen und dann explosiv auf die Box.

Boxsprung rauf und zurück

Explosiv auf die Box springen und sofort wieder zurück auf den Boden.

Brustpass mit Medizinball

Beine hüftbreit, Ellbogen gebeugt, Arme in Brusthöhe und Medizinball explosiv nach vorne werfen.

Blitzschneller Brustpass

Knieend nah am Minitrampolin, Wand oderPartner Ellbogen gebeugt, Arme in Brusthöhe und Medizinball explosiv nach vorne werfen. Sobald der Ball wieder zurückkommt sofort wieder zurückwerfen.

Drop Jumps - Tiefsprung

Von einer Erhöhung nach unten springen.

Dropjump mit reaktivem Hochsprung

Von einer Erhöhung nach unten springen und sofort explosiv nach oben

Dropjump mit Agility Ladder

Von einer Erhöhung nach unten springen und sofort explosiv seitliche Skippings nach vorne.

Drop Jump mit exzentrischer Hocke

Von der Box hüpfen und nach dier Landung sofort tief in die Hocke kommen.

Fast Skip

Füße beieinander; über eine Linie vor und zurück springen.

Hocksprung mit Anfersen

Hüftbreiter Stand, Knie sind leicht gebeugt; die Beine 90 Grad beugen und explosviv nach oben springen. Am höchsten Punkt die Knie zur Brust und die Fersen zu den Zehen ziehen.

Hocksprung mit Knie-Touch

Hüftbreiter Stand, Knie sind leicht gebeugt. Handflachen nach unten in Brusthöhe Die Beine 90 Grad beugen und explosviv nach oben springen. Am höchsten Punkt die Knie zur Brust und mit den Handflächen leicht berühren

Jumping Jacks

Füße geschlossen, Arme seitlich am Körper. Hochspringen, beide Arme seitlich über den Kopf. Breitbeinig mit beiden Füßen landen und reaktiv wieder zurück in die Startposition hüpfen.

Kettlebellswing

Aufrechter Stand Füße mehr als schulterbreit; Kettlebell mit beiden Händen auf Taillienhöhe halten; Kniebeuge, Blick nach vorne, die Kettlebell mit gestreckten Armen zwischen die Beine führen bis Unterarme Leiste berühren, Kettlebell in einem Bogen nach vorne schwingen, die Arme bis Brusthöhe nach oben schwingen. Am Scheitelpunkt die Kettlebell wieder nach unten schwingen.

Leg bounds - Ankle leg bounds

Füße hüftbreit geöffnet; Vorwärtsschub eines Kniees und des Arms der Gegenseite, Knie nicht zu hoch, mit minimaler Kniebeugung landen, Knie des Spieleins nach vorne, zweiten Sprungschritt beginnen, Bewegung zyklisch ausführen

Leg bounds - Straight leg bounds

Füße hüftbreit geöffnet; das führende Bein mit völlig gestrecktem Kniegelenk nach oben ziehe, der Arm der Gegenseite wird ebenefalls nach oben gezogen, mit minimaler Kniebeugung landen, Knie des Spieleins nach vorne, zweiten Sprungschritt beginnen, Bewegung zyklisch ausführen

Leg bounds - Speed bounds

Füße hüftbreit geöffnet; Vorwärtsschub eines Kniees und des Arms der Gegenseite, Knie hoch wie in Sprintposition, mit minimaler Kniebeugung landen, Knie des Spieleins nach vorne, zweiten Sprungschritt beginnen, Bewegung zyklisch ausführen

Medizinballwurf in die Höhe

Beine hüftbreit. In die Knie gehen und bei der Bewegung nach oben den Medizinball kräftig nach oben stoßen. Beim Fangen fließend in die Knie gehen.

Pogo Jumps

Aufrechter Stand, Beine hüftbreit, Arme seitlich am Körper. Beidbeinig abspringen und zeitgleich die Arme nach Arme nach oben schwingen. In der Ausgangsposition landen.

Power Skip

Füße hüftbreit. Linker Fuß nach vorne, Knie leicht gebeugt. Das Knie Führungsbein explosiv nach oben schwingen. Die Arme schwingen alternierend.

Push up - Reaktiver Liegestütz an der Wand

Füße hüftbreit ca. 60-100cm vor einer Wand; Hände in Brusthöhe an der Wand. Mit den Händen kraftvoll abstoßen, am Umkehrpunkt wieder nach vorne fallen, mit Händen abbremsen und wieder abstoßen

Push up - Explosiver Liegestütz vom Boden (knieend)

In knieender Liegestützposition; mit den Händen explosiv nach oben abstoßen, am Umkehrpunkt wieder nach borne fallen, mit Händen abbremsen und wieder abstoßen.

Sandsackstoßen

Vor dem Sandsack im Split Stance; den Boxsack mit beiden Händen wegstoßen, mit beiden Händen abbremsen und wieder wegstoßen.

Squat Jumps

Aufrechter Stand, Arme am Hinterkopf oder verschränkt vor dem Körper. Beine sind 90 Grad gebeut. Explosiv nach oben springen, indem Hüfte, Knie und Sprunggelenk maximal gestreckt werden. In der Ausgangsposition landen.

Squat Jump + Brustpass

Start in der Hocke, Medizinball auf Brusthöhe halten; aus der Hocke nach vorne springen und den Medizinball kraftvoll nach vorne werfen. Kann auch als Countermovement Jump durchgeführt werden.

Squat Jump + Überkopf

Start in der Hocke, Medizinball auf Brusthöhe halten; aus der Hocke nach vorne springen und den Medizinball kraftvoll nach hinten werfen. Kann auch als Countermovement Jump durchgeführt werden.

Standweitsprung

Füße hüftbreit aufstelle; in die Knie gehen und explosiv nach vorne springen.

Überkopfwurf

Nicht ganz hüftbreiter Stand; Medizinball hinter den Kopf absinken und explosiv den Medizinball nach vorne werfen – gegen ein Trampolin, Wand oder Partner.

Überkopfwurf knieend

Wie Überkopfwurf nur knieend

Überkopfwurf mit Crunch

Einen Crunch ausführen und beim hochkommen den Medizinball explosiv nach vorne werfen.

(Geese & Hillebrecht 2016) (Hensen & Kennely 2018)

5 Ergebnisse

Testergebnisse Sprung- und Sprinttest[1]		
Sprungtestbatterie	Erster Test	Letzter Test
SpT1		
SpT2		
SpT3		
30m Test		

Tabelle 4: Testergebnisse

Der Sportler hat sich in den sechs Wochen sowohl in der Sprungtestbatterie als auch im 30m Test verbessert.

Die Trainingsmotivation des Sportlers stieg durch die neuen Reize ebenfalls und fand gefallen in dieser neuen Art des Trainings.

Die Fortschritte wurden nicht nur unter Laborbedingungen gemessen sondern auch im Wettkampf. So nahm der Sportler Anfang Juli an einem Laufwettbewerb teil. Die Strecke war 7,7km lang und vom Profil flach, sieht man von zwei kurzen Anstiegen an einer Brücke ab. Der Sportler konnte sich das ganze Rennen in einer sechsköpfigen Verfolgergruppe halten, die um den dritten Platz kämpfte. Rund 1,5km vor dem Ziel löste er sich aus der Gruppe indem er das Tempo anzug. Er konnte sich den dritten Platz im Gesamtklassement sichern und den Sieg in der Klasse Männlich 30. Die 7,7km hat er in 27:55 min, das entspricht einem Tempo von 3:37 min/km.

---

[1] Im Projektbericht geht es um ein antizipiertes Szenario, daher wurden keine Werte eingetragen

6 Diskussion

Plyometrische Übungen haben ihre Berechtigung im Training. Sie sind aber auf keinem Fall der heilige Gral und für jeden Athleten anwendbar. Der Trainer hatte den Vorteil, dass er mit einem noch relativ jungem Sportler arbeiten konnte, der noch dazu seit 15 Jahren Leistungssport betreibt. Der Sportler brachte schon eine sehr gute Kondition, Fitness und mentale Stärke ins Trainingsprojekt ein. Somit war es für Trainer und Sportler leichter, das Projekt in die Praxis umzusetzen.

Bei weniger trainierten Sportlern oder gar bei Anfängern hat plyometrisches Training seine Limitierungen. Recovery ist extrem wichtig um Verletzungen und Übertraining zu vermeiden. Die intensiven Anforderungen, die das plyometrische Training auf den Körper hat, verlangt eine längere Erholung als z.b. Grundlagenausdauertraining. Es sollten 48 bis 72 Stunden zwischen zwei dergleichen Einheiten liegen. Bei Schmerzen, Entzündungen, Verstauchungen, Gelenks- und Gewebeschäden, ist ebenso zu überlegen, ob ein plyometrisches Krafttraining durchgeführt werden soll. Es empfiehlt sich, dass ein Athlet vor Beginn eines solchen Trainings über ein solides Kraftfundament oder Grundfitness verfügt sowie eine gediegene Koordination und Körpermotorik. Diese Eigenschaften reduzieren das Verletzungsrisiko des Athleten (Davies et. al. 2015).

Ob der 30m Test für einen Triathleten die richtige Teststrategie ist sei zu hinterfragen. Triathleten laufen mindestens fünf Kilometer und ein Sprintfähigkeiten sind nicht so entscheidend wie etwa im American Football. Je kürzer die Strecke ist, desto mehr wird die Beschleunigungsfähigkeit gemessen. Eventuell wäre es besser die 100m Zeit zu nehmen, als die der 30m. In Zunkunft wird der Trainer dies prüfen, oder beide Zeiten als Testmaßstab hernehmen.

Die Sprungtestbatterie hat sich bewährt, als Low-Budget Testinstrument. Um wirklich die Kraft zu messen, muss der Trainer in nächster Zeit eine Kraftmessplatte anschaffen.

Triathleten müssen Anforderungen dreier unterschiedlicher Sportarten vereinbaren und trainieren jede Sportart, um in allen dreien ihre Bestleistung zu erbringen. Einen Schwerpunkt auf das Schnellkraft- und Schnelligkeitstraining in Kombi mit Seilspringen zu setzen kann durchaus mit Skepsis betrachtet werden. Zumal auch die Zeit für dieses Training als begrenzt anzusehen ist. Der Sportler muss sportspezifisch trainieren und zusätzlich noch Ressourcen für dieses Trainingsprojekt zu schaffen war eine Herausforderung.

Die positiven Ergebnisse geben dem Projekt aber eine positive Rückmeldung. Dass der neue Weg, der hier eingeschlagen wurde, in die richtige Richtung geführt hat. Der Sportler hat sich in seiner Schnellkraft und Schnelligkeit verbessert. Dazu erreichte er eine persönliche Bestleistung bei einem Laufbewerb und konnte nach drei Jahren wieder einen Sieg erringen.

Wichtig für den Trainer war neben den nackten Zahlen auch das Feedback des Sportlers. Der Sportler war vom neuen Trainingstool Seilspringen begeistert. Er hat auch nach Ende des Traningsprojektes nicht damit aufgehört. Das Springseil wird mindestens einmal in der Woche, an einem beliebigen Wochentag, als Alternative zum Laufen benutzt. Bei Schlechtwetter und Unlust des Sportlers bei Regen und Sturm zu laufen, nimmt er ebenso das Sprungseil in die Hand. Die für den Sportler wichtigen Fähigkeiten wie Motivation und mentale Stärke ist durch Abwechslung und alternativem Training gestärkt worden.

Trainer und Sportler ziehen hinter dem Projekt ein positives Fazit und haben beschlossen, auch in der nächsten Off-Season einen Schwerpunkt auf Schnellkraft und Schnelligekit in den Trainingsplan einzubauen.

Literaturverzeichnis

Body Attack GmbH&Co KG. (2012, 11. Juli). Ironman - Boom einer Marke, bei der es keine Verlierer gibt. Body-Attack.at. https://www.body-attack.at/ausdauersport-ironman.html [Stand. 08.07.2021]

Cook, G. (2010). Der perfekte Athlet : Spitzenleistungen durch Functional Training. München: Riva Verlag. S. 188-S.189

Crossrope. (2021, 8. Juli). Shop All. https://www.crossrope.com/collections/jump-ropes [Stand. 09.07.2021]

Davies, G., Riemann, B. L., & Manske, R. (2015). Current concepts of plyometric exercise. International journal of sports physical therapy, 10(6), 760.

Geese, R., & Hillebrecht, M. (2016): Schnelligkeitstraining. 2. Ausgabe. Aachen: Meyer & Meyer. S. 13

Hensen, D. & Kennely, S. (2018): Plyometrie Anatomie - Der vollständig illustrierte Ratgeber für die Entwicklung explosiver Kraft. Grünwald: Copress Verlag in der Stiebner Verlag GmbH [Kap. 3-8]

Herdener, L. (2021): 50 Workouts HIIT und Tabata. Die besten Übungsreihen für hochintensives Intervalltraining. 3. Aufl. München: Riva Verlag. S. 7

Hottenrott, K., & Neumann, G. (2013): Trainingswissenschaft : Ein Lehrbuch in 14 Lektionen.. 2. Ausgabe. Aachen: Meyer & Meyer. S. 123-126

Ivey, P., & Stoner, J. (2012): Complete Conditioning for Football. Champain, Il u.a.: Human Kinetics S.24

Khalipa, J. (2019): Das Amrap-Prinzip. As many reps as possible – wie du geschäftlich, privat und im Wettkampf erfolgreich wirst. [Kindle-Edition]. München: FinanzBuch Verlag [Kap. 1]

Lee, B. (2018): 101 Best Jump Rope Workouts. [Kindle-Edition]. Hatherleigh Press. S.13-15

McNeely, E., & Sandler, D. (2009): Erfolgreich durch Schnellkrafttraining : Das komplette Programm. Aachen: Meyer & Meyer. S. 9

Neumann, G., Pfützner, A. & Hottenrott,K. (2004): Das große Buch vom Triathlon. Aachen: Meyer & Meyer S. 29-S.43

Radcliffe, J. C., & Thies, H. (2014). Functional Training für Einsteiger. München: Riva Verlag. S. 28, S. 72

Schnabel, G. (Ed.). (2011): Trainingslehre - Trainingswissenschaft : Leistung - training - wettkampf. 2. Ausgabe. Aachen: Meyer & Meyer. S. 337

Tabata, I. Tabata training: one of the most energetically effective high-intensity intermittent training methods. J Physiol Sci 69, 559–572 (2019). https://doi.org/10.1007/s12576-019-00676-7

Zatsiorsky, V. M., & Kraemer, W. J. (2009): Krafttraining : Praxis und Wissenschaft. 3. Ausgabe. Aachen: Meyer & Meyer. S. 22

BEI GRIN MACHT SICH IHR WISSEN BEZAHLT

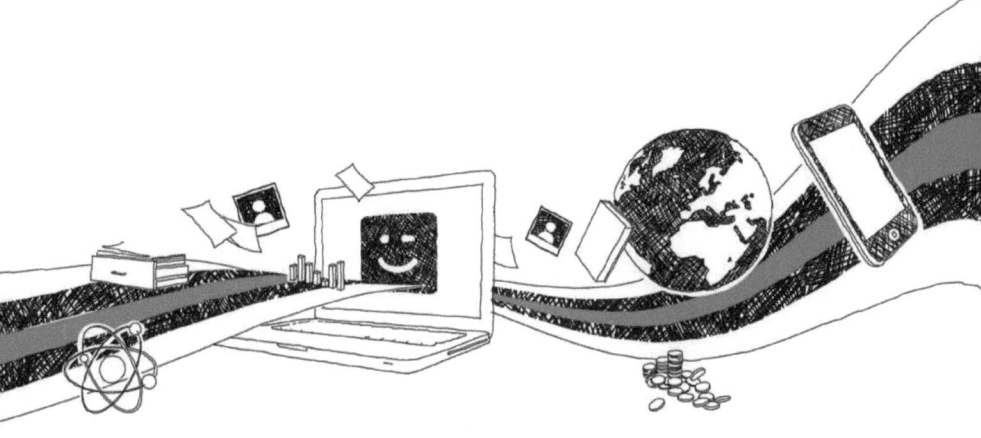

- Wir veröffentlichen Ihre Hausarbeit, Bachelor- und Masterarbeit

- Ihr eigenes eBook und Buch - weltweit in allen wichtigen Shops

- Verdienen Sie an jedem Verkauf

Jetzt bei www.GRIN.com hochladen und kostenlos publizieren

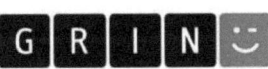